547599

VIᵉ Congrès National d'Assistance Publique et Privée

MONTPELLIER (1ᵉʳ-7 JUIN 1914)

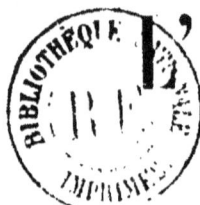

L'ASSISTANCE

AUX

ANORMAUX DE L'OUÏE

PAR

A. LEGRAND

Professeur à l'Institution Nationale des Sourds-Muets
et au Cours d'Orthophonie

251, RUE SAINT-JACQUES — PARIS

MONTPELLIER

IMPRIMERIE GÉNÉRALE DU MIDI

Boulevard Victor-Hugo

—

1914

VIᵉ Congrès National d'Assistance Publique et Privée
MONTPELLIER (1ᵉʳ-7 JUIN 1914)

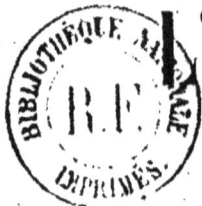

L'ASSISTANCE

AUX

ANORMAUX DE L'OUÏE

PAR

A. LEGRAND

Professeur à l'Institution Nationale des Sourds-Muets
et au Cours d'Orthophonie
254, RUE SAINT-JACQUES — PARIS

MONTPELLIER
IMPRIMERIE GÉNÉRALE DU MIDI
Boulevard Victor-Hugo

1914

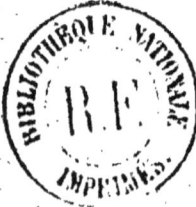

L'ASSISTANCE

AUX

ANORMAUX DE L'OUÏE

I

Assistance éducative. — Période pré-scolaire

La caractéristique de l'enfant anormal, c'est de ne pouvoir s'adapter spontanément aux conditions habituelles de l'existence. Les anormaux de l'ouïe ne font pas exception à la règle. Privés de toute éducation, ils seraient condamnés à un isolement intellectuel et social presque complet. S'il est des enfants pour lesquels l'assistance éducative en vue de l'adaptation à la vie sociale soit une nécessité, ceux auxquels la nature a refusé l'usage de l'ouïe et de la parole sont parmi les plus intéressants. Et aussi bien pour eux que pour les anormaux psychiques, le principe à appliquer est « l'individualisation de l'éducation qui réunit les élèves par petits groupes » (docteur Paul Boncour).

L'assistance aux anormaux de l'ouïe peut et doit s'exercer avant l'âge de scolarité ou, si l'on veut, avant l'admission du jeune sourd dans une école spéciale. Elle est d'ordre médical avant tout ; mais elle revêt aussi une forme éducative. M. Robert Jouet, chef de clinique à l'Institution nationale des sourds-muets de Paris ayant bien voulu se charger sur notre demande — et nous l'en remercions vivement — de traiter la question au point de vue médical, nous n'envisagerons ici que l'assistance éducative dans la période pré-scolaire (1).

Examinons d'abord le cas de l'enfant né sourd ou ayant perdu l'ouïe avant d'avoir pu apprendre à parler. Il est du devoir de la famille « d'empêcher qu'il ne soit mis à part, isolé, en quelque sorte séquestré dans son infirmité » ; (Ferdinand-Buisson) de faire qu'il soit toujours occupé, de le mêler à la société des entendants pour qu'il acquière, par la contagion de l'exemple, des habitudes d'ordre, de propreté, de discipline. L'école maternelle sera pour lui l'école de la morale en action. A défaut de celle-ci, l'école primaire pourra le recevoir. On l'exercera au dessin, aux travaux manuels, aux jeux Frœbel ou exercices géométriques, à l'écriture, à la numération écrite et au maniement du boulier-compteur et au dénombrement des objets qui l'entourent. Enfin, dès qu'il a saisi le rapport existant entre l'objet et le signe graphique ou mot écrit le représentant, quantité de substantifs, de noms d'action, de petites propositions peuvent lui être enseignés. Chacune des scènes auxquelles il prendra une part active éveillera en lui l'esprit d'observation. En même temps que s'étendra le champ de sa perception, il fera provision d'idées et nous pouvons admettre qu'il commettra moins d'erreurs de jugement du fait d'avoir été soustrait à l'isolement complet. Prenant part aux jeux de ses camarades,

(1) On trouvera, à la suite de cette étude, l'intéressant mémoire de M. Jouet sur la prophylaxie de la surdi-mutité.

il en retirera force et agilité et, l'œil sans cesse aux aguets, il apprendra à agir avec décision et à obéir sans réticence. De retour à la maison, sa mère veillera à lui éviter l'inaction et la paresse. Elle l'occupera d'une façon continue, soit à des jeux, soit à de menues besognes. « On peut l'employer aux travaux du ménage, du jardin et de la basse-cour. On aura soin aussi de lui mettre entre les mains des collections d'images, des gravures et de lui confier un crayon ou une plume afin qu'il puisse s'exercer au dessin ou à la calligraphie. » (Edouard Drouot).

S'agit-il d'un enfant chez lequel les parents constatent une déperdition sensible et graduelle de l'ouïe, il est urgent d'avoir recours dès le début à la rééducation auriculaire. C'est le seul moyen de lui conserver la parole et d'éviter qu'il ne perde d'une façon progressive le langage acquis. « Jusqu'à l'âge de la puberté, écrit Küssmaul, l'enfant qui devient sourd n'est pas à l'abri de la mutité. » Indépendamment des exercices acoustiques, on ne négligera pas de continuer à causer à l'enfant comme par le passé. Le soin qu'il apportera à suivre ce qui lui sera dit sans précipitation, en phrases courtes et simples, l'amènera insensiblement à la lecture sur les lèvres — lecture synthétique — des expressions les plus usuelles. Il va de soi que si l'enfant sait déjà lire et écrire au moment où l'ouïe lui fait défaut, il conviendra d'avoir également recours à ces deux moyens de communication sans négliger la lecture sur les lèvres.

On se demandera sans doute s'il est nécessaire de s'entourer de ce luxe de précautions, alors qu'il serait si simple de hâter l'admission du jeune sourd dans une école spéciale. Cela revient à évoquer la question de l'âge de scolarité.

Dans la généralité des cas, c'est à partir de neuf ans que les élèves sourds commencent leurs études. L'Institution nationale de Paris, possédant une École enfantine, les admet dès l'âge de six ans. On ne peut que souhaiter de voir s'étendre à tous les jeunes sourds le système des classes enfantines, des jardins d'enfants. Il ne faut pas se dissimuler toutefois qu'il y a là de grosses dépenses en perspective. Au surplus, semblable pratique ne hâterait pas la sortie des élèves fréquentant nos institutions. Tant que l'enfant privé de l'ouïe n'est pas capable d'attention volontaire, il ne saurait être question d'aborder le cours régulier de ses études. Le séjour à l'École enfantine constitue donc une prolongation de la scolarité, ou si l'on veut, de la vie d'internat et de l'éloignement du milieu familial. Mais, pour ceux de nos élèves dont les parents, modestes travailleurs, ne peuvent s'occuper, comme aussi au point de vue de la culture mentale, de l'éducation des sens et de la première éducation morale, les Jardins d'enfants offrent de sérieux avantages. C'est dire que la question mérite d'être retenue quand sonnera l'heure — que nous souhaitons proche — de l'organisation générale de l'enseignement public des anormaux de l'ouïe.

II

Assistance éducative. — Période scolaire

Plongé dans le silence, le jeune sourd reste silencieux. « Il n'est pas douteux, écrit M. B. Thollon, inspecteur des études à l'Institution nationale de Paris, que cet enfant acquiert des idées relatives aux personnes de son entourage, aux choses qui lui sont familières, aux qualités sensibles et aux actions simples et fréquemment observées, perceptibles par l'un des sens qu'il possède. Il est certain qu'un petit sourd intelligent parvient à créer, au moins pour quelques-unes de ces idées, des signes empruntés à un trait caractéristique des gens, des bêtes ou des choses. » Toutefois, le développement de ce vocabulaire mimique est fort restreint et ne dépasse pas certaines limites d'ailleurs fort étroites. Et il est à présumer que « les idées éveillées dans son esprit par les choses et les faits qui impressionnent ses sens restent flottantes, fugaces et imprécises. N'ayant à leur service qu'un instrument d'expression aussi instable et imparfait, elles ne sont guère utilisables et ne peuvent constituer un système ordonné. » (B. Thollon).

L'enfant qui nous est confié est dépourvu de langage ou peu s'en faut. Or, le langage est un ensemble de sons articulés ; c'est aussi l'instrument de la pensée. Notre tâche consiste donc à apprendre au petit muet le langage que nous employons communément. La mimique — qu'un linguiste ne saurait appeler du nom de langage des signes — n'a plus qu'un intérêt historique pour les modernes éducateurs des jeunes sourds. Notre pédagogie curative n'envisage qu'un but : démutiser l'enfant privé de l'ouïe ; en d'autres termes, lui apprendre à parler, à lire sur les lèvres et lui enseigner la langue de son pays (formes parlée et écrite).

La parole du sourd parlant

Le mutisme est curable. En s'aidant des impressions visuelles, tactiles et kinesthésiques, on conduit le jeune

muet à l'émission du son laryngien (la voix) qu'il sait diffé-
rencier du souffle, puis à l'association des différents éléments phonétiques (voyelles et consonnes) qui le condui-
sent à la syllabe, au mot et enfin, à la phrase. Le rythme,
l'accentuation, les pauses, les liaisons donnent à son débit
une vie suffisante. La musique de la parole des entendants
(l'intonation) en est à peu près bannie. Enfin, c'est par
le sens kinesthésique seul que le sourd conserve la parole
acquise.

De ce qui précède, nous pouvons en déduire que si la
voix du sourd n'a ni la netteté ni le charme de celle de
l'entendant, cela tient à la différence du mode de perception et de contrôle. Le sens kinesthésique n'a pas la finesse
de l'ouïe ; des images visuelles et motrices, même étroi-
tement associées, ne pourront jamais l'emporter en pré-
cision et en clarté sur les images auditives propres de
l'entendant comparées à celles de son interlocuteur. Ne
nous étonnons donc pas de la rudesse, de l'indécision, de
la monotonie de la parole du sourd démutisé. « En parlant, l'entendant chante d'une voix douce et avec une articulation très pure, une mélodie infiniment variée ; le petit
sourd psalmodie d'une voix parfois un peu rude et avec
une articulation imparfaite, un chant très simple écrit à
l'aide de quelques notes seulement. Mais la parole de ce
dernier n'est cependant point pénible à entendre et se
comprend sans effort. Ce n'est pas une œuvre d'art, un
objet d'agrément, mais c'est un instrument précieux pour
les relations de la vie quotidienne et qui suffit à introduire dans la société un malheureux que son infirmité
avait voué à l'isolement intellectuel et moral. » (B. Thollon).

La lecture sur les lèvres

Au cours de la démutisation proprement dite, le sourd perçoit la parole par la vue et le toucher. Quand sera achevée l'étude des éléments phonétiques, c'est par la vue seule qu'il devra entrer en communication avec son interlocuteur. Le cadre de ce travail ne nous permet pas de discuter ici les différents obstacles qui s'opposent à la lecture rapide et intégrale de l'alphabet buccal. Observons toutefois que la lecture sur les lèvres est un cas de perception avec ses différences et ses degrés. Tels éléments lus sur les lèvres présentent à l'œil même position, même forme et même mouvement (p, b, m, dans pa, ba, ma, par exemple ; ch et j, p, b et m dans *chapeau, chameau, jabot*).

Lire sur les lèvres un mot ou un membre de phrase revient à déchiffrer un film cinématographique dont on ne perçoit que quelques traits. A la lecture physique vient s'ajouter la suppléance mentale. L'intelligence du lecteur et la connaissance plus ou moins étendue qu'il a du langage apportent leur concours indispensable à la perception fugitive et incomplète des positions et des mouvements des organes phonateurs.

Les difficultés, les exigences de « l'art subtil » de la lecture sur les lèvres expliquent pourquoi les élèves de faible intelligence ne dépassent guère la lecture des expressions usuelles et courantes de leur entourage. Elles font comprendre comment il se fait que les lecteurs les mieux doués se laissent parfois surprendre par une phrase détachée dite à brûle-pourpoint. Aussi, les spécialistes reconnaissent-ils bien volontiers que la lecture labiale est inférieure à l'audition dont elle n'a ni la rapidité ni la sûreté.

Telle quelle, elle constitue cependant un merveilleux pal-
liatif de la surdité ; et les personnes devenues sourdes à
un âge avancé lui doivent les plus douces consolations.

La langue parlée et écrite

Démutiser un enfant sourd, avons-nous dit, c'est d'abord
lui apprendre à parler et à lire sur les lèvres. C'est aussi
lui enseigner la langue, instrument de la pensée. Non
seulement le jeune sourd devenu parlant ignore les mots,
mais il est pauvre d'idées et celles qu'il possède manquent
de coordination tout en étant du domaine des pures sen-
sations. Apprendre sa langue au sourd-parlant, c'est donc
lui apprendre à penser et à traduire sa pensée sous les
formes orale et écrite. Comment parvenir à ce but ? Quel
programme suivrons-nous pour y parvenir ? Les connaissances linguistiques de l'entendant à son arrivée à l'école,
prises comme terme de comparaison, vont fournir les éléments de la solution du problème. C'est en classant, en
groupant par analogie, les expressions du vocabulaire
usuel ; en graduant les notions grammaticales (morphologie et syntaxe), que nous doterons le jeune sourd de ce
premier langage à l'aide duquel nous l'élèverons peu à
peu jusqu'aux idées abstraites. Il va de soi que la présen-
tation de ces notions, en vue de leur compréhension, ne
constitue que la phrase initiale du problème à résoudre, et
qu'il incombe ensuite au maître, en s'aidant d'exercices
appropriés, d'amener son élève à les employer spontanément. Qu'il s'agisse de la leçon proprement dite, ou des
exercices visant à la répétition et à la mémorisation, il est
indispensable de prendre toujours l'observation des choses et des faits, l'intuition, la perception, comme point de

départ. Et n'est-ce pas ici le moment de rappeler que la méthode directe, bien avant d'être expérimentée dans les classes de langues vivantes, avait droit de cité dans nos Ecoles spéciales ?

« En somme, dit excellemment M. B. Thollon dans son cours normal, le but visé est constamment celui-ci : réunir et faire observer les choses et les faits nécessaires pour provoquer chez l'élève l'éveil ou le réveil des idées et associer directement à celles-ci les termes (vocabulaire) ou les formes (morphologie ou syntaxe) qui les expriment ; fixer dans la mémoire, en même temps que les idées, les mots qui les traduisent, en faisant considérer ceux-ci successivement sous forme de perceptions visuelles faciales (lecture sur les lèvres), motrices (articulation) et visuelles graphiques (lecture).

... Ces groupes psychologiques sont d'une formation très délicate et nécessitent de la part du maître des précautions minutieuses, un contrôle incessant et une attention toujours en éveil... Ne demandez pas à nos élèves l'élégance du style, l'absolue propriété des termes qui sont d'ailleurs si rares parmi les entendants. La langue du sourd-parlant, de même que sa parole, n'est pas un objet d'art, mais un instrument destiné à l'introduire dans la société humaine, dont son infirmité l'avait exclu. »

Enseignement primaire.

Parvenus à l'étude du troisième degré du programme de langue française, élaboré par une Commission de professeurs (1901 à 1903), adopté par la Conférence du corps enseignant et par le Ministère de l'Intérieur (1904 ; direction de M. V. Collignon), duquel ressortit l'Institution

nationale de Paris, nos élèves reçoivent une instruction
primaire en rapport avec leur intelligence. Le programme
de cette partie du cours d'études comprend le calcul, l'histoire, la géographie, les notions de droit usuel et de sciences physiques et naturelles, la morale pratique, l'ortho-
graphe, l'écriture, le dessin et la gymnastique. Remar-
quons en passant que le cours de dessin s'élève bien au-
dessus du niveau du programme des écoles primaires élémentaires et que les notions de droit usuel, par leur por-
tée pratique, utilitaire, l'emportent également sur les éléments d'instruction civique de ces mêmes écoles.

Mais il ne faudrait pas croire que l'enseignement primaire pratiqué par le maître de sourds-muets soit identi-
que à celui qui est donné par l'instituteur. Jusqu'à la fin
du cours d'études, le premier doit avoir en vue le perfectionnement de la parole et de la lecture sur les lèvres ;
il doit compter avec la légèreté du bagage linguistique de
ses élèves ; il est tenu de veiller sans répit au développement des idées dont la possession préalable est de toute
nécessité pour aborder l'étude de l'une quelconque des
branches du programme des écoles élémentaires.

Enseignement primaire supérieur. — Enseignement secondaire.

On sait que l'Institution nationale de Paris, grâce aux
libéralités de feu le docteur Itard, possède un cours complémentaire dans lequel six élèves, recrutés par voie de
concours, ont l'opportunité d'aborder l'étude des matières
inscrites aux programmes des écoles primaires supérieu-
res. S'inspirant de l'exemple du Collège Gallaudet, de
Washington, le seul établissement d'enseignement secon-

daire à l'usage des sourds, des novateurs impatients récla-
ment pour la France une création analogue. Il semble
logique d'admettre que cette réforme est subordonnée à
l'organisation générale de l'enseignement des anormaux
de l'ouïe. Le recrutement des élèves aptes à poursuivre
leurs études pourrait se faire par voie de sélection, au
moins en ce qui concernerait les boursiers. Les sourds
de naissance bien doués et les demi-muets seraient mis de
la sorte dans la possibilité de briguer des situations non
exclusivement manuelles.

Enseignement professionnel

Pour des raisons d'ordre législatif (accidents du travail)
les jeunes sourds trouvent de moins en moins des patrons
décidés à se charger de leur apprentissage. Et, par suite
de leur état d'infériorité manifeste, il est à présumer que
les élèves ainsi formés ne reçoivent pas, dans les ateliers
où ils sont accueillis par humanité, les notions complètes
indispensables pour exercer leur profession. L'école spéciale qui donne au sourd l'enseignement intellectuel est
tenue de le faire participer, le moment venu, aux bienfaits
de l'enseignement professionnel, sous la direction de maîtres compétents, voués, eux aussi, à l'éducation du sourd et
connaissant bien les besoins particuliers de leurs apprentis. Ce n'est qu'à partir de l'âge de treize ans que ceux-ci
fréquentent l'atelier. A l'Institution de Paris, ils y consacrent une partie des cinq dernières années du cours d'études, lequel dure huit ans, sans cesser pour cela d'assister
à la classe matin et soir en vue de l'obtention du diplôme
de fin d'études. Disons, en passant, que ce diplôme porte
une mention spéciale visant l'apprentissage. Les métiers

enseignés — ceux de menuisier, de cordonnier, de jardinier, de tailleur d'habits, de typographe — ont été choisis parmi les plus faciles à apprendre et les plus accessibles aux individus d'intelligence moyenne.

La difficulté éprouvée par les Comités de patronage dans le placement des élèves arrivés à fin d'études ou des ouvriers victimes du chômage nous conduit tout naturellement à évoquer le choix des métiers enseignés. Il va de soi que ce choix peut et doit varier suivant les régions auxquelles appartiennent les établissements d'éducation.

L'équité commande de reconnaître que le nombre des métiers enseignés est jugé trop restreint, mais la question financière surgit dès qu'il s'agit de l'étendre à d'autres professions. Néanmoins, certains des exemples cités par les sourds eux-mêmes sont à retenir. C'est ainsi qu'il apparaît — la question des anciens militaires mise à part — que les administrations de l'Etat, des départements, des communes, de la Ville de Paris, pourraient être autorisées à réserver un certain nombre d'emplois d'expéditionnaires à des sourds parlants pouvant subir les épreuves du concours d'admission. D'autre part, le *Journal Officiel* et le *Bulletin Municipal* ne pourraient-ils pas admettre dans leurs ateliers quelques typographes sourds dont l'apprentissage ne laisserait rien à désirer ? Enfin, les Beaux-Arts offrent aux sourds-muets d'élite la possibilité de se faire une place enviable parmi les artistes, tout en démontrant que la surdité, que le mutisme n'excluent pas le talent. Ne conviendrait-il pas d'organiser des cours préparatoires à l'Ecole des Arts décoratifs ou à l'Ecole des Beaux-Arts ? En y adjoignant des conférences sur l'histoire de l'art, des visites aux Musées, des causeries littéraires et scientifiques (anatomie), on donnerait aux jeunes sourds ayant fait preuve de réelles dispositions toutes facilités pour se faire admettre dans les grandes écoles précitées.

Les quelques points d'interrogation que nous venons de mettre en évidence attestent que l'organisation de l'enseignement professionnel est encore incomplète. Aussi, nous paraît-il désirable qu'une Commission soit instituée pour procéder à une enquête approfondie, rechercher les métiers qu'il conviendrait d'ajouter à la liste de ceux déjà enseignés, étudier les voies et moyens pour aboutir à la réalisation des vœux qu'elle ne manquerait pas de formuler.

Enseignement auriculaire

Si le mutisme est curable, il n'y a pas d'exemple qu'un sourd-muet ait recouvré l'ouïe. Pourtant, toutes les fois que nous constatons des restes d'audition chez nos élèves, nous nous empressons de les utiliser. Il semble établi que l'enseignement auriculaire ne peut profiter qu'à ceux de nos élèves capables d'entendre la voix humaine à trente centimètres de leur oreille. Malgré l'ingéniosité de nos inventeurs, la parole reste le meilleur moyen de mesurer et de développer l'audition de nos élèves. Cela ne veut pas dire que les appareils acoustiques ne puissent pas devenir des auxiliaires précieux de la voix humaine. Un programme d'exercices acoustiques a été élaboré récemment (1913 ; direction de M. V. Collignon) par les soins du Corps enseignant de l'Institution nationale de Paris, lequel ne se désintéressera jamais de la solution du problème tant discuté de la rééducation auriculaire. Encore que ce programme ait été rédigé en tenant compte des données les plus récentes, il restera une œuvre imparfaite tant que les deux sciences sur lesquelles il repose, l'acoustique phonétique et la psychologie de la perception verbale ne seront pas elles-mêmes mieux définies.

Laboratoire de la parole

A cet effet, la création d'un laboratoire de la parole à l'Institution nationale de Paris (1912, direction de M. V. Collignon) hâtera la solution des divers problèmes que soulève notre enseignement spécial.

« Décrire les traits caractéristiques de chaque voyelle et de chaque consonne, indiquer les modifications que les unes et les autres subissent dans cette sorte de fusion qu'est l'association syllabique, rechercher les causes physiologiques de l'intonation, du rythme et de l'accentuation, c'est l'objet d'une science spéciale, la phonétique. Non seulement le maître de sourds-muets doit suivre attentivement les progrès réalisés par cette science, mais il peut la cultiver lui-même avec d'autant plus de succès qu'il a à sa disposition un instrument vivant d'une exceptionnelle sensibilité, le sourd-muet. » (B. Thollon.). Il ne faut donc pas s'étonner si le premier phonétiste fut un maître de sourds-muets ; si le premier cinématographe fut construit sur les indications de ce même maître de sourds-muets, désireux d'étudier la synthèse des formes et les mouvements de l'appareil phonateur, si deux des ouvrages les plus intéressants publiés sur la matière sont dus à ce maître, notre collègue M. H. Marichelle (*La parole d'après le tracé du phonographe* et *La Chronophotographie de la parole*); enfin, si l'Institution nationale des sourds-muets de Paris est pourvue d'un laboratoire de la parole.

Les travaux qui sont poursuivis dans ce laboratoire ont pour but de documenter les cours normaux pour la formation du personnel enseignant ; de suivre et d'observer chez les élèves les modifications et les progrès de la parole au moyen des documents graphiques que peuvent procurer les appareils enregistreurs ; d'étudier les divers problèmes relatifs à la phonétique expérimentale.

Les résultats sont applicables à l'enseignement, à la rééducation de la parole ; ils intéressent les méthodes de lecture, de diction, de déclamation et de chant, la correction des vices de prononciation, l'enseignement des langues étrangères, l'enseignement de la parole aux sourds-muets et aux aphasiques, la culture de l'ouïe chez les sourds partiels.

Dirigé par M. Marichelle, professeur chargé du Cours normal d'articulation, le laboratoire de la parole de l'Institution nationale de Paris se propose, entre autres problèmes, de déterminer les notes sur lesquelles évolue la parole des jeunes sourds-muets pour essayer d'introduire un peu d'intonation dans la voix ordinairement monotone de ces enfants.

Il a entrepris de préciser les intensités comparatives des divers éléments de la parole afin de perfectionner les exercices acoustiques applicables à la rééducation de l'oreille.

Il obtient au moyen du cinématographe des séries d'images qui fournissent d'utiles indications sur les signes visuels de la lecture sur les lèvres.

La chronophotographie lui permet également de déterminer avec une rigueur absolue les positions transitoires des organes dans l'émission des syllabes, des mots et des phrases et d'améliorer ainsi graduellement les méthodes d'articulation.

En résumé, le laboratoire de la parole a pour but d'enregistrer les mouvements de tous les organes vocaux et

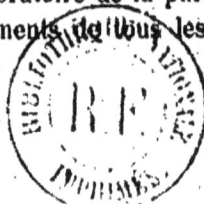

les vibrations aériennes des sons du langage, en restant
le plus possible sur le terrain des applications pratiques
dans le domaine de l'enseignement de la parole aux normaux et aux anormaux.

Il convient d'ajouter que le cinématographe, sorti de
l'Institution nationale de Paris, et indépendamment du
rôle joué par ce merveilleux appareil dans l'étude de la
phonétique expérimentale, est susceptible de nombreuses
applications tant au point de vue de l'enseignement de la
langue, de l'acquisition des connaissances usuelles, de
l'étude des sciences appliquées, que de l'éducation morale
et des leçons pratiques de la vie sociale. L'Institution nationale de Paris l'a si bien compris que son éminent directeur, M. V. Collignon, a organisé chaque semaine une
séance de projections animées ; les applaudissements en-
thousiastes de nos élèves disent assez tout le plaisir qu'ils
y prennent ; les comptes rendus qui suivent ces séances
prouvent tout le profit que maîtres et élèves en retirent
au point de vue de la documentation et du développement de la culture mentale.

Classes spéciales pour les élèves durs d'oreille

L'effectif de nos Institutions comprend : les sourds-
muets proprement dits ; les demi-muets, qui ont conservé
un usage plus ou moins étendu et plus ou moins parfait
de la parole et de la langue, ayant perdu l'ouïe à un âge
relativement avancé ; enfin, les demi-sourds. Ceux-ci per-
çoivent le son de la voix humaine et, le plus souvent, diffé-
rencient et reproduisent spontanément la plupart des
voyelles et un certain nombre de consonnes.

Mais il est une autre catégorie d'enfants qu'il ne saurait

être question d'incorporer dans nos établissements spé-
ciaux : nous voulons parler des durs d'oreille. Un péda-
gogue distingué, M. A.-J. Story, directeur d'une institution de sourds anglaise estime que 1 ou 2 % des 730.000
écoliers de Londres ont une audition quelque peu défectueuse et il conclut à la nécessité de créer des classes spéciales de durs d'oreille. Bristol, Glasgow, Londres en pos-
sèdent déjà de même que Munich (Bavière) et Nyborg
(Danemark). En Suède, la question est à l'étude. Le dur
d'oreille, observent Mᵐᵉ Hermana Bergh et M. Berqvist,
est dépaysé parmi les sourds de nos écoles spéciales. Il
perd un temps précieux et voit avec tristesse baisser le
niveau de son instruction parce qu'il est obligé de prendre
part à des exercices évidemment indispensables pour les
sourds-muets, mais, pour lui, d'importance tout à fait
secondaire.

Reçus, au contraire, dans une école ou simplement dans
une classe spéciale, les durs d'oreille, soumis à la rééducation auditive et entraînés à lire sur les lèvres, sont mis
à même de reprendre assez rapidement leurs études dans
l'établissement d'entendants abandonné momentanément
par eux.

III

Assistance éducative. Période post-scolaire
Mutualité.

L'Institution nationale de Paris, pénétrée des difficultés
qui attendent nos élèves arrivés en fin d'études au moment
où ils se lancent sur les rudes sentiers de l'existence, en
fait l'objet de ses constantes préoccupations. Ses programmes de langue, de droit usuel, notamment, attachent à

l'étude de la vie sociale une importance particulière. Est-ce
à dire que le sourd parlant qui nous quitte n'a plus rien
à apprendre et qu'il saura tirer des leçons de l'expérience
toute la substance qu'elles comportent ? Loin de nous cette
pensée. Convient-il alors de lui faire rechercher de préfé-
rence les groupements d'entendants ? Oui, à n'en pas dou-
ter, s'il y compte des amis sûrs, dévoués, toujours prêts
à l'aider à triompher des obstacles qui naissent à chaque
instant sous ses pas du fait de son infirmité. Or, sans vouloir médire de la société des entendants, force nous est de
reconnaître que la patience humaine ne sait pas toujours
résister aux multiples épreuves que lui impose un sourd-
parlant désireux de suivre une discussion laborieuse.
Admettons donc que dans les villes de quelque importance
un organisme central, foyer ou cercle, à l'usage des
sourds-muets, est seul capable de leur rendre de réels services et de leur procurer ce charme qui naît des relations
entre gens ayant mêmes besoins et mêmes aspirations.
Cet organisme offrirait un asile aux diverses sociétés de
sourds-muets existant dans la localité où dans la région.
M. Albert Omnès qui étudia son rôle lors du III° Congrès
international des sourds-muets (Paris, 1°-2 août 1912), le
définit ainsi : « Ce centre de ralliement pourrait être le
siège des œuvres post-scolaires suivantes :

1° Pour le travail : bureau de placement, caisse contre
le chômage, office de renseignements ; avocat-conseil ;
interprète ;

2° Pour les maladies : sociétés de secours mutuels ;
cabinet de consultations médicales ;

3° Pour la vieillesse : sociétés de prévoyance ; caisse
pour la fondation d'une maison de retraite ;

4° Pour l'éducation complémentaire : société de conférences ; création d'ateliers de perfectionnement ; ouvroirs;

5° Pour les revendications sociales : étude des revendications du monde silencieux ;

6° Pour la régénérescence physique : siège social de clubs sportifs. »

Le mérite principal d'un groupement de ce genre, partout où il serait réalisable, serait donc de réunir en un solide faisceau des efforts dispersés jusqu'alors. Cela ne veut pas dire que tout soit à créer en France. Il ne s'agit, en somme que de mieux utiliser des forces agissantes, mises au service de la plus noble des causes. La lutte contre les injustices du sort a pris, depuis 1900, chez les déshérités de l'ouïe, une admirable extension. La première société mutualiste fondée le fut en 1838 par F. Berthier, sourd-muet remarquable. On compte aujourd'hui plus de vingt sociétés administrées par les sourds-muets eux-mêmes et cinq sociétés gérées par des entendants. Ne pouvant définir ici le but poursuivi par chacun de ces groupements, nous allons essayer toutefois de mesurer le chemin parcouru par l'idée mutualiste dans le monde silencieux.

En 1903, les diverses sociétés mutualistes alors existantes se sont groupées en un faisceau solidaire sous le nom d'*Union nationale des sociétés de sourds-muets*, dont le siège social fut fixé à Paris. Son but consista essentiellement à améliorer tous les services dont pouvaient bénéficier les mutualistes adhérents : caisse de réassurance, caisse de retraites, mise en subsistance, assistance au décès, assurance contre le chômage involontaire ; placement ; pensions d'invalidité. Malgré les ressources modiques, malgré aussi la faiblesse numérique des effectifs, l'œuvre est en bonne voie.

Lors de sa fondation, l'Union ne réunissait que six sociétés ; elle en compte treize à l'heure actuelle avec un effectif de 2.018 membres. C'est peu si l'on songe qu'il y a plus de 20,000 sourds-muets en France. Il y a, de ce côté, une tâche utile à accomplir en vulgarisant les bienfaits de la mutualité, en faisant connaître à ceux qui ignorent ou méprisent le mouvement mutualiste tous les avantages qu'ils peuvent retirer de l'association, de l'union des efforts en vue de l'amélioration du sort de la collectivité. Il importe également que les sections de pupilles — il en existe déjà — soient encouragées car elles préparent les jeunes générations à l'action mutualiste et il est à désirer qu'une active propagande dans ce sens soit faite dans chacune de nos écoles spéciales (1). Enfin, nous estimons équitable le relèvement des subventions accordées aux diverses sociétés fondées sur l'initiative de sourds-muets d'élite. Nous voudrions que le chiffre de ces subventions fût plus en rapport avec les impérieux besoins auxquels ces œuvres doivent faire face. Si le nombre des adhérents, lors de la répartition des sommes allouées, est doté d'un cœfficient, ne pourrait-on le ramener à sa plus simple expression ?

(1) La Société centrale d'Éducation et d'Assistance pour les sourds-muets en France, fondée en 1849, reconnue d'utilité publique par décret du 16 mars 1870, et dont le siège social est 254, rue Saint-Jacques, à Paris, possède un service qui fonctionne en tant que Comité de patronage des anciens élèves de l'Institution nationale de Paris. La création d'une section de prévoyance est à l'étude. Elle comportera tout ce qui a trait à la mutualité, à l'assistance médicale et à la caisse de réassurance et d'invalidité comme aussi au fonctionnement d'une section de pupilles, pépinière des mutualistes de demain. Une fois de plus, l'activité inlassable de M. V. Collignon, directeur de l'Institution nationale, aura contribué à rendre moins incertain l'avenir des jeunes sourds dont il a la charge.

Placement

Nous avons dit un mot précédemment de la législation du travail et de l'hésitation que témoignent les patrons à se charger de l'apprentissage du jeune sourd. On ne s'étonnera pas si nous ajoutons que le placement des travailleurs silencieux, en particulier de ceux qui se destinent à l'industrie, devient de plus en plus difficile. C'est ainsi que la loi sur les accidents du travail, œuvre de justice sociale cependant, a de terribles répercussions sur les ouvriers atteints de surdité et qui n'entendent pas venir le danger. MM. Emile Mercier, de Reims, et Robert Dresse, de Liège, certifient l'un et l'autre que certaines Compagnies d'assurances refusent à présent d'assurer les sourds-muets, en particulier ceux qui travaillent aux machines. Aussi, les patrons n'ont-ils d'autre ressource que de n'en pas employer. Bien que ces deux représentant autorisés du monde silencieux affirment que le sourd, moins distrait que l'entendant, est moins souvent que lui victime d'accidents, la situation est grave et une action vigoureuse s'impose. Conviendrait-il de recommander aux travailleurs sourds d'adhérer aux syndicats ouvriers ? Serait-il possible d'arriver à un accord avec ces derniers pour que les rigueurs du tarif syndical s'atténuent en faveur des camarades privés de l'ouïe qu'ils auraient admis dans leur sein ? Au risque d'encourir le blâme des travailleurs silencieux, nous n'hésitons pas, dans notre vif désir de voir diminuer les risques du chômage, à attirer l'attention du Congrès sur ce point délicat de l'assistance aux anormaux de l'ouïe. Au surplus, le fait d'admettre que, dans certains cas restant à déterminer, il puisse exister des différences de salaires entre sourds et entendants, n'implique pas qu'il n'y ait rien à tenter dans le sens de la protection du travail et du relèvement des salaires pris dans leur ensemble. Et si le Conseil national des femmes française a cru devoir créer une section spéciale en vue de protéger le travail de la femme et celui de l'enfant, ne pourrait-on trouver dans ce fait nouveau une indication à retenir pour ce qui s'agit de l'ouvrier sourd-muet dont le docteur Ladreit de la Charrière disait naguère — faisant, il est vrai, abstraction de nombreuses et heureuses exceptions — qu'il sera toujours en tutelle ?

Quelques Institutions françaises ont su constituer des Comités de patronage dans lesquels on a fait sagement entrer des patrons, des chefs d'industrie, des employeurs en un mot. Lorsque l'organisation générale de notre enseignement sera un fait accompli, il sera possible de grouper ces comités en une vaste fédération afin de les mettre en mesure de veiller mutuellement sur leurs protégés et pour que la dispersion des élèves, à leur sortie de l'école, ne soit pas un obstacle quasi insurmontable à l'action du comité qui a reçu mission de les guider et de leur venir en aide.

Assistance par le travail

Il existe en France un certain nombre d'ouvroirs annexés en quelque sorte aux Institutions libres ouvertes aux jeunes sourds des deux sexes. Pour bon nombre de travailleurs privés de l'ouïe, qui y trouvent le gîte et le couvert, l'ouvroir est en même temps une maison de retraite qu'ils se refusent à quitter. L'organisation de ces ouvroirs entièrement due à l'initiative privée, n'a pas échappé à la critique. On lui reproche surtout de ne pas séparer nettement l'ouvroir de l'asile, l'atelier de la maison de retraite. Sous prétexte de secourir l'ouvrier sourd-muet, ajoute-t-on, il se peut qu'on l'exploite. Qu'il y ait même une parcelle de vérité dans ces allégations, c'est ce que nous nous refusons à croire. Des ouvroirs sont malheureusement indispensables ; une ou plusieurs maisons de retraite rendraient d'énormes services : voilà le fait brutal. En attendant que nous en possédions qui défient la critique, on ne peut que féliciter les promoteurs de l'œuvre d'assistance par le travail telle qu'elle fonctionne actuellement.

Indépendamment de ces ouvroirs, il existe deux internats dont il convient de dire un mot, puisqu'ils nous permettent d'envisager un autre mode d'assistance par le travail ayant fait également ses preuves,

Il y a d'abord l'internat de Mesnil-sur-l'Estrée (Eure), fondé par la maison Firmin Didot et Cie, vers 1860. Il compte actuellement une trentaine d'ouvrières reçues, à partir de dix-sept ans, à leur sortie des Institutions de Bordeaux et d'Alençon. Elles sont rénumérées au même tarif que les autres ouvrières de l'imprimerie. Au bout d'une année, leur salaire quotidien compense généralement la retenue qui leur est faite pour leur nourriture et leur entretien. Par la suite, elles arrivent à pouvoir économiser en moyenne un franc par jour, soit trois cents francs par an, placés à la Caisse d'Epargne. Le pécule qu'elles parviennent à se constituer, placé en Rentes viagères quand sonne pour elles l'heure de cesser le travail, leur assurera le pain de leurs vieux jours.

Le second internat dont nous ayons connaissance est la maison Saint-Antoine, fondé à Nivolas (Isère), près de Bossieu, importante fabrique de soieries. C'est une œuvre religieuse. Soixante sourdes-muettes travaillent à la fabrique et habitent ensemble la maison Saint-Antoine, qui leur réclame vingt-neuf francs de pension par mois.

Faut-il voir dans ces internats les éléments d'une solution en ce qui concerne notamment les sourdes-muettes sans famille ou nées de parents indignes ? Le peu de temps dont nous avons disposé pour rédiger ce rapport ne nous a pas permis de nous documenter pour répondre avec certitude.

Maisons de retraite

Les différents congrès organisés par les sourds-muets (Chicago, 1893 ; Paris, 1900 et 1912), ont résolu par l'affirmative la question de la création de maisons de retraite pour sourds-muets âgés ou infirmes. Les défenseurs de cette thèse s'élèvent contre l'hospitalisation de ces vaincus de la vie dans les établissements affectés aux entendants. Ne pourrait-on organiser des quartiers réservés aux déshérités de l'ouïe dans quelques-uns de ces établissements en attendant une installation indépendante ? Qu'il nous suffise d'insister sur l'urgence d'une prompte réalisation. L'œuvre d'assistance à accomplir ici est parmi les plus nobles et les plus humaines.

IV

ORGANISATION GÉNÉRALE DE L'ENSEIGNEMENT DES SOURDS-MUETS

Répartition de la surdi-mutité

L'avant-dernier recensement, celui de 1901, accuse pour la France une population de 20.000 sourds-muets, en chiffres ronds. La surdi-mutité est inégalement répartie sur

notre sol et le fait est bien connu qu'elle atteint son pourcentage le plus élevé dans les pays montagneux. D'autre
part, il convient de remarquer que le nombre des sourds-
muets tend à diminuer au fur et à mesure que se répan-
dent l'instruction et les pratiques hygiéniques, sans parler des interventions plus fréquentes des spécialistes des
maladies de l'oreille. En 1876, on comptait une moyenne
de 62 sourds-muets pour 100.000 habitants ; cette moyenne
n'est plus que de 58 en 1901. Si nous envisageons la répartition par départements, nous trouvons aux limites ex-
trêmes, toujours pour 100.000 habitants :

Savoie,	195 en 1901 contre 200 en 1876
Hautes-Alpes, 115	do 131 do
Seine,	16	do	23	do

Voici maintenant la moyenne générale des principaux
états européens (Geors Mayr, 1870) :

Hollande............	33,5	Italie............	73,4
Belgique..........	43,9	Allemagne........	96,6
Angleterre.........	57,5	Norvège..........,	98,1
Danemark.........	62	Suède............	118
France..........	62,6	Autriche........	134,5
Espagne..........	64,6	Suisse............	245,2

On peut estimer à 30.000 le nombre de sourds-muets
en cours d'instruction dans le monde entier. A elles seules,
les institutions françaises abritent 4.000 enfants. Est-ce
à dire que tous les sourds-muets de notre pays, en âge
de scolarité, reçoivent l'instruction à laquelle ils ont droit
en vertu de la loi de 1882 ? Non ; en dépit de certaines
statistiques, on peut estimer à un millier le nombre de
jeunes sourds en âge de scolarité qui ne sont pas admis

dans nos institutions. Pareil fait, éminemment regrettable, est dû à une fâcheuse pratique des Assemblées départementales qui consacrent à la surdi-mutité un crédit annuel immuable et ne s'inspirent nullement du nombre variable des infirmes à soulager. Il en résulte que les postulants doivent attendre que ceux de leurs compagnons d'infortune, arrivés à fin d'études, veuillent bien leur céder la place.

Dans un autre ordre d'idées, il nous faut signaler l'insuffisance de l'enseignement professionnel donné dans la plupart des petites écoles privées, insuffisance qui s'explique par la modicité des prix de pension consentis, ou plutôt, par le peu d'importance des bourses (350 francs) votées par les Conseils généraux. Il convient d'insister sur le caractère fâcheux — même au point de vue financier — de cette tradition. Le plus souvent, en effet, par suite d'un apprentissage laissant beaucoup à désirer, les jeunes sourds qui sortent de ces écoles sont incapables de gagner leur vie et retombent plus ou moins à la charge des départements et des communes.

Les écoles régionales.

Le remède à cette situation regrettable est connu : doter la France d'une organisation générale de l'enseignement des sourds-muets ; établir des institutions nationales par régions, avec le concours des départements et des communes ; donner l'enseignement professionnel à l'école même par des chefs d'atelier, qui se sont spécialisés dans notre enseignement, et qui ne soient pas intéressés aux bénéfices que peut produire le travail des apprentis ; enfin, imposer aux candidats au professorat un stage dans une institution où seront professés des cours normaux.

Telle est l'organisation d'ensemble désirable, nécessaire, qui, seule, peut placer notre pays « au rang qui lui revient — le premier — en matière d'éducation des sourds-muets ».

Le remède, disons-nous, est connu ; la question a été mûrement étudiée. Puisse sonner bientôt l'heure de l'action décisive. Sans vouloir retracer l'historique de la question, nous croyons intéressant de rappeler certaines dates caractéristiques. Au lendemain du décret transformant en Institutions nationales les établissements de Paris et de Bordeaux, Roger Ducos demanda à la Convention de compléter son œuvre en fondant des écoles susceptibles de recevoir « tous les sourds-muets de la République ». Ces écoles devaient s'ouvrir à Rennes, Clermont, Grenoble et Nancy. Sur la proposition de Maignet, il devait être fondé à Paris une « Ecole Centrale » destinée à former le personnel des institutions de province.

Cent ans après, sur une magistrale étude et un avant-projet de M. Henri Monod, alors directeur de l'Assistance et de l'Hygiène publiques, le Conseil supérieur de l'Assistance publique fut saisi de la question et M. Maurice Lebon chargé de rédiger un rapport et un projet définitif. Ce projet portait création d'écoles normales à Paris et à Bordeaux ; l'établissement d'un certain nombre d'institutions régionales nationales et mettait à la charge de l'Etat, des départements et des communes, les dépenses occasionnées par l'éducation des sourds-muets indigents.

Malgré les pressants appels adressés par M. Paul Strauss, sénateur de la Seine, au Congrès de Bordeaux (1808) et à la tribune du Sénat (1901 et 1903), ce projet ne reçut pas l'approbation du Parlement.

Une Commission chargée d'étudier les moyens d'assurer

l'éducation aux anormaux fut nommée en 1904 et présidée par M. Léon Bourgeois. S'inspirant des conclusions de cette Commission et après entente entre les ministères de l'Intérieur et de l'Instruction publique, le cabinet d'alors déposa à la Chambre des députés un projet signé de MM. Clemenceau, Briand et Caillaux. La Chambre le vota dans sa séance du 22 mars 1910. Il est actuellement soumis à l'approbation du Sénat. Ce projet rattache les Institutions nationales de sourds-muets au Ministère de l'Instruction publique; accorde aux départements et aux communes la faculté de créer des écoles de sourds-muets qui seront mises au nombre des établissements d'enseignement public ; met les dépenses d'enseignement à la charge de l'État et les dépenses ordinaires à la charge des communes et des départements fondateurs.

Ainsi, depuis le dépôt du rapport de M. Maurice Lebon, un vif mouvement d'intérêt s'est dessiné autour du problème de l'éducation des sourds-muets. Puissions-nous bientôt toucher au port !

Cours d'adultes

Les sociétés de sourds-muets ont organisé, dans la mesure des faibles ressources dont elles disposent, des cours d'enseignement complémentaire destinés aux adultes. Dans ces cours, la mimique règne en souveraine maîtresse ; il n'y est pas question de perfectionner le langage oral. Aussi ,tout en réclamant des subventions pour ces diverses œuvres d'enseignement post-scolaire, voudrions-nous qu'il soit fait à l'enseignement oral la place qui lui revient. Onze écoles du soir, comprenant quarante classes, fonctionnent à Londres. En 1910, elles furent fréquentées par 157 élèves qui y reçurent un enseignement complémentaire approprié, tant intellectuel que professionnel. Ces chiffres dispensent de commentaires et prouvent surabondamment que l'école du soir correspond à un réel besoin qu'il importe de satisfaire.

Orthophonie

Quiconque se voue à l'enseignement oral du sourd et crée de toutes pièces chez ce dernier, la faculté de parler, est apte à redresser, chez les entendants les troubles de la parole et de la voix. Ainsi s'explique la fondation, par le docteur A. Castex, médecin en chef de la clinique d'oto-rhino-laryngologie du cours d'orthophonie annexé à cette clinique et professé par le corps enseignant de l'Institution nationale de Paris. Un manuel d'orthophonie, actuellement sous presse, attestera la vitalité de cette œuvre, laquelle appelle la création, à brève échéance, d'un Institut d'orthophonie. On y organiserait soit un internat, soit un externat à l'usage des élèves entendants, pour lesquels un stage s'impose, et des sourds adultes, désireux de s'initier à l'art de la lecture sur les lèvres. Déjà, en effet, de nombreuses classes de lecture sur les lèvres, et destinées aux adultes devenus sourds, existent à l'étranger, au Danemark notamment, qui en a pris l'initiative, aux Etats-Unis, en Angleterre, en Belgique, etc. Espérons que la France ne tardera pas à compléter sur ce point son œuvre d'assistance éducative.

Après avoir prouvé au monde que le sourd-muet était un être éducable et qu'il pouvait être tiré de son injuste isolement, notre pays doit poursuivre la réalisation d'un idéal de justice et de bonté, au bénéfice des déshérités auxquels il a fait entrevoir des horizons ensoleillés. Qu'il s'agisse de l'organisation de l'enseignement ou des œuvres d'assistance et de prévoyance, le champ d'action est immense. A l'œuvre donc. Songeons aux infortunes imméritées que notre inaction a laissées sans soulagement et hâtons-nous de prouver au monde silencieux, par des réalisations poursuivies avec résolution et sang-froid, que ses légitimes revendications ont trouvé un écho dans nos cœurs.

A. LEGRAND.

Mai 1914

CONCLUSIONS

Le Congrès émet le vœu :

1° Qu'il soit procédé sans retard à l'organisation générale de l'enseignement des sourds-muets, conformément aux propositions formulées en 1894 par le Conseil supérieur de l'Assistance publique et comportant notamment la création d'Écoles régionales nationales ;

2° Que le personnel enseignant de ces Écoles soit formé dans une Institution où sont professés des cours normaux, un stage étant imposé aux aspirants au professorat ;

3° Qu'une École enfantine soit annexée à chacune des Écoles régionales nationales ;

4° Que les sourds bien doués, désireux d'exercer une profession non exclusivement manuelle, aient la possibilité de continuer leurs études à l'Institution nationale de Paris, laquelle possède un cours complémentaire qu'il suffit de développer et de transformer ;

5° Que soit réalisée la fédération des Comités de patronage et de placement institués, ou à instituer, auprès des Écoles de jeunes sourds ;

6° Que la mutualité scolaire — section de pupilles — soit organisée dans toutes les écoles ;

7° Que l'enseignement professionnel soit donné à l'école même, parallèlement à l'enseignement intellectuel, par des chefs d'atelier non intéressés aux bénéfices que peut produire le travail des apprentis et pourvus d'un certificat d'aptitude à l'enseignement professionnel des sourds-muets ;

8° Que des cours préparatoires aux écoles d'Arts décoratifs et des Beaux-Arts soient ouverts aux élèves des deux sexes dans les institutions nationales de Bordeaux et de Paris ;

9° Qu'il soit procédé à une enquête approfondie, par les soins d'une Commission nommée à cet effet, sur le choix des métiers à enseigner ; le placement des travailleurs sourds ; la loi sur les accidents du travail et le chômage dont sont trop souvent victimes les sourds-muets : d'une manière générale, sur la protection du travail et le relèvement des salaires des ouvriers sourds-muets ;

10° Que pour la réussite des œuvres post-scolaires, des cercles ou foyers de sourds-muets soient fondés, avec le concours des pouvoirs publics, dans les centres régionaux.

11° Que la création de maisons de retraite pour les sourds âgés ou infirmes soit facilitée aux sociétés de secours mutuels qui en auront pris l'initiative ;

12° Que des cours d'adultes subventionnés soient créés en vue de compléter l'enseignement intellectuel et professionnel des élèves les fréquentant ;

13° Que des écoles ou classes spéciales, sous la direction de maîtres familiarisés avec les exercices acoustiques et l'enseignement de la lecture sur les lèvres, soient ouvertes aux élèves durs d'oreille ;

14° Qu'il soit fondé, à Paris, un Institut modèle d'orthophonie pour la correction des troubles de la parole et de la voix, avec des sections spécialement destinées à recevoir les adultes devenus sourds et désireux d'apprendre à lire sur les lèvres.

A. L.

Prophylaxie de la Surdi-Mutité

Par Robert Jouet, *Chef de Clinique à l'Institution nationale des Sourds-Muets de Paris*

Si l'assistance aux sourds-muets, scolaire et post-scolaire, est d'ordre pédagogique et social, elle est presque exclusivement d'ordre médical avant l'entrée de l'enfant à l'école. D'ailleurs, il ne s'agit pas ici de l'assistance proprement dite, qui doit être appliquée aux petits sourds-muets dans les mêmes conditions qu'aux autres enfants en bas-âge, mais plutôt de prophylaxie d'une affection qui peut être parfois évitée.

Existe-t-il une prophylaxie de la surdi-mutité et en quoi consiste cette prophylaxie ? C'est ce que nous allons essayer d'exposer d'une façon très brève.

Tous les spécialistes, professeurs ou médecins, qui s'occupent de surdi-mutité, classent les sourds-muets en deux catégories : les sourds-muets *congénitaux* et les sourds-muets *acquis*. Nous conserverons cette classification qui répond à la réalité des faits. Cependant nous croyons, avec Itard, qu'il est logique de comprendre dans les congénitaux, non seulement les sourds-muets de naissance, mais encore les enfants qui sont devenus sourds *dans le bas-âge*, car on conçoit qu'il est très difficile de savoir, dans les premiers mois qui suivent la naissance, si un enfant entend ou n'entend pas.

Nous désignons par sourds-muets *acquis*, les enfants qui, ayant parlé d'une façon indiscutable, sont devenus sourds à la suite d'une affection quelconque et ont perdu consécutivement l'usage de la parole. Comme cette perte de la parole ne se produit, d'une façon générale, que chez les enfants n'ayant pas atteint l'âge de 8 ans, cette catégorie d'enfants rentre normalement dans l'étude que nous nous proposons de faire.

Comment s'exercera la prophylaxie à l'égard de ces des variétés de sourds ?

Surdi-mutité congénitale

Occupons-nous d'abord de la surdité congénitale. De tout temps, les auteurs ont incriminé la *consanguinité* comme cause de la surdi-mutité. On a même parlé en Amérique d'interdire les mariages entre parents consanguins. L'influence de la consanguinité est incontestable ; cependant elle ne semble pas mériter un tel ostracisme, car les mariages entre cousins germains sont loin de donner tous des enfants sourds-muets. De plus, dans les statistiques de sourds-muets, le pourcentage de la consanguinité semble diminuer au fur et à mesure que les observations sont plus rapprochées.

En 1862, Boudin trouvait une proportion de 28,35 pour 100. Plus tard, Ladreit de Lacharrière trouve 17 enfants issus de consanguins sur 107 sourds-muets, soit 15,8 pour 100. Notre maître Castex, dans son rapport au Congrès international de Madrid (1903), indique une proportion de 8,40 pour 100. Une statistique personnelle, que nous venons de faire tout récemment, nous donne pour 470 sourds-muets, une proportion de 7 pour 100, pour les enfants issus de cousins germains et pour les enfants issus de parents consanguins, à quelque degré que ce soit, une proportion de 10 pour 100.

Donc, si un médecin est consulté, comme cela nous est arrivé, au sujet d'un mariage entre cousins germains, il pourra le déconseiller dans la mesure du possible ; mais les statistiques que nous venons de rappeler ne l'autorisent pas à l'interdire.

Tout autre sera l'attitude de ce médecin s'il est consulté au sujet d'un mariage, par un syphilitique. L'hérédosyphilis est une cause assez fréquente de surdi-mutité congénitale, puisque nous la trouvons 24 fois sur nos 470 observations, soit une proportion de 5 pour cent.

Si la syphilis est récente, le médecin devra interdire le mariage ; si elle est ancienne, et si le malade s'est régulièrement soigné pendant quatre années, le mariage pourra être autorisé à la condition que le malade suive, au préalable, un traitement intensif pendant six mois.

Si la femme devient enceinte, elle devra suivre pendant sa grossesse un traitement spécifique et l'enfant, après sa naissance, devra suivre également un traitement suivant les indications du médecin.

Quand il s'agit d'une autre cause de surdité congénitale, on est souvent réduit à des hypothèses ; qu'il s'agisse de méningite intra-utérine, comme l'avaient pensé Castex et Marchand, ou de toute autre étiologie, le rôle du médecin consiste simplement à diagnostiquer la surdi-mutité et à faire prendre patience aux parents jusqu'au moment où l'enfant aura l'âge requis pour être admis dans une école spéciale.

Surdi-mutité acquise

Beaucoup plus important est le rôle du médecin quand il s'agit de prophylaxie de surdités acquises.

Trop longtemps on a considéré les écoulements d'oreille comme un mal nécessaire. On ne saura jamais combien de malheureux sont devenus sourds à la suite de cette erreur qui était partagée par de trop nombreux médecins. Heureusement, depuis quelques années, on consulte plus facilement le spécialiste et les otites sont mieux soignées ; c'est à notre avis une des raisons qui ont fait passer les surdités acquises, autrefois si fréquentes, au second plan. En effet, Castex, sur un ensemble de 95 cas, relève 70 fois la surdité *congénitale*, soit une proportion de 73 pour 100, et nous-même, sur les 470 sourds-muets que nous avons observés, nous trouvons 348 congénitaux, soit 74 %.

Non seulement les otites sont mieux soignées, mais elles sont aussi plus rares qu'autrefois, grâce à l'ablation des végétation adénoïdes qui est entrée dans la pratique courante.

Fréquemment, nous entendons dire qu'un médecin ayant constaté la présence de végétations adénoïdes chez un enfant, a conseillé d'attendre l'âge de 7 ans pour le faire opérer.

Pourquoi cet âge fatidique de sept ans ? Nous l'ignorons, mais ce que nous savons bien, c'est que l'enfant ayant une source d'infection à l'entrée de l'oreille sera exposé aux otites et à toutes leurs complications (mastoïdite, labyrinthite, surdité, méningite, etc.).

Il faut donc que l'enfant porteur de végétations adénoïdes soit opéré le plus tôt possible. Et cette opération ne doit pas être une opération provisoire comme beaucoup le pensent encore. On ne doit pas se contenter d'enlever avec une pince le « plus gros » des végétations de façon à permettre à l'enfant de respirer.

L'opération doit être complète, quel que soit l'âge de l'enfant; car ce sont surtout les végétations qui sont au niveau des trompes d'Eustache qui sont dangereuses et seule la curette peut les enlever.

Nous sommes persuadé qu'en procédant de cette façon, on ne verrait plus de ces otites interminables qui font le désespoir des malades et des médecins, et on ferait ainsi une bonne prophylaxie de la surdité.

Beaucoup de surdités acquises sont aussi consécutives aux maladies infectieuses (fièvre typhoïde, scarlatine, rougeole, etc., etc.). Là encore, le spécialiste doit intervenir à la moindre alerte et toujours il sera bon de faire au cours de ces maladies, une désinfection soignée des fosses nasales et des oreilles : nous réduirons ainsi au minimum les complications otiques.

Enfin, il serait bon que les enfants des écoles fussent examinés tous les mois par un spécialiste qui pourrait ainsi dépister, soit les végétations adénoïdes, soit un écoulement d'oreille qui a passé inaperçu de l'enfant et de son entourage.

Il pourrait aussi constater chez l'enfant des traces d'hérédo-syphilis et instituer un traitement qui éviterait souvent la surdité héréditaire. d'autant plus terrible qu'elle est incurable, et qu'elle apparaît à un âge (généralement entre 14 et 18 ans) où l'enfant, ébauchant déjà des projets d'avenir, ne peut même plus être admis dans une École spéciale de sourds-muets.

Nous sommes convaincu que ces quelques mesures prophylactiques feraient diminuer de façon sensible le nombre des sourds-muets tant congénitaux qu'acquis.

CONCLUSIONS

Il pourrait exister une *prophylaxie relative* de la surdi-mutité congénitale et acquise.

A. *Contre la surdi-mutité congénitale :*

1° *Déconseiller*, dans la mesure du possible, les mariages consanguins.

2° *Interdire* le mariage à tout syphilitique n'ayant pas suivi un traitement régulier.

B. *Contre la surdité acquise :*

1° Traitement des otites.

2° Opération radicale des végétations adénoïdes à n'importe quel âge.

3° Désinfection des narines et des oreilles chez tous les enfants atteints de maladies infectieuses.

4° Traitement spécifique des enfants présentant des symptômes d'hérédo-syphilis.

5° Visite mensuelle, au point de vue oto-rhinologique, de tous les enfants des écoles, par un spécialiste.

R. J.

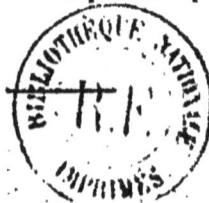

MONTPELLIER. — IMPRIMERIE GÉNÉRALE DU MIDI.

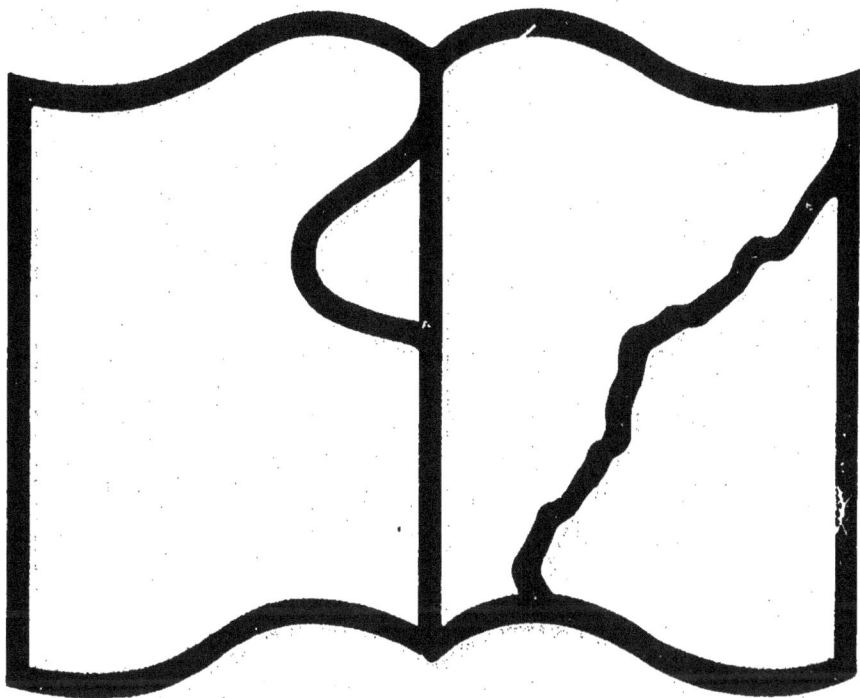

Texte détérioré — reliure défectueuse

NF Z 43-120-11

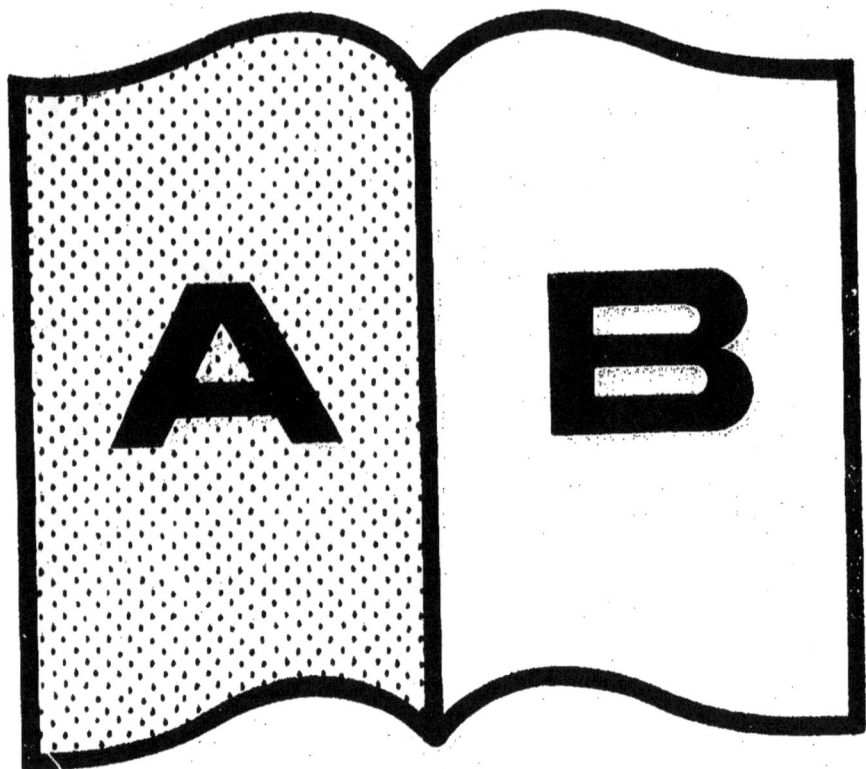

Contraste insuffisant

NF Z 43-120-14

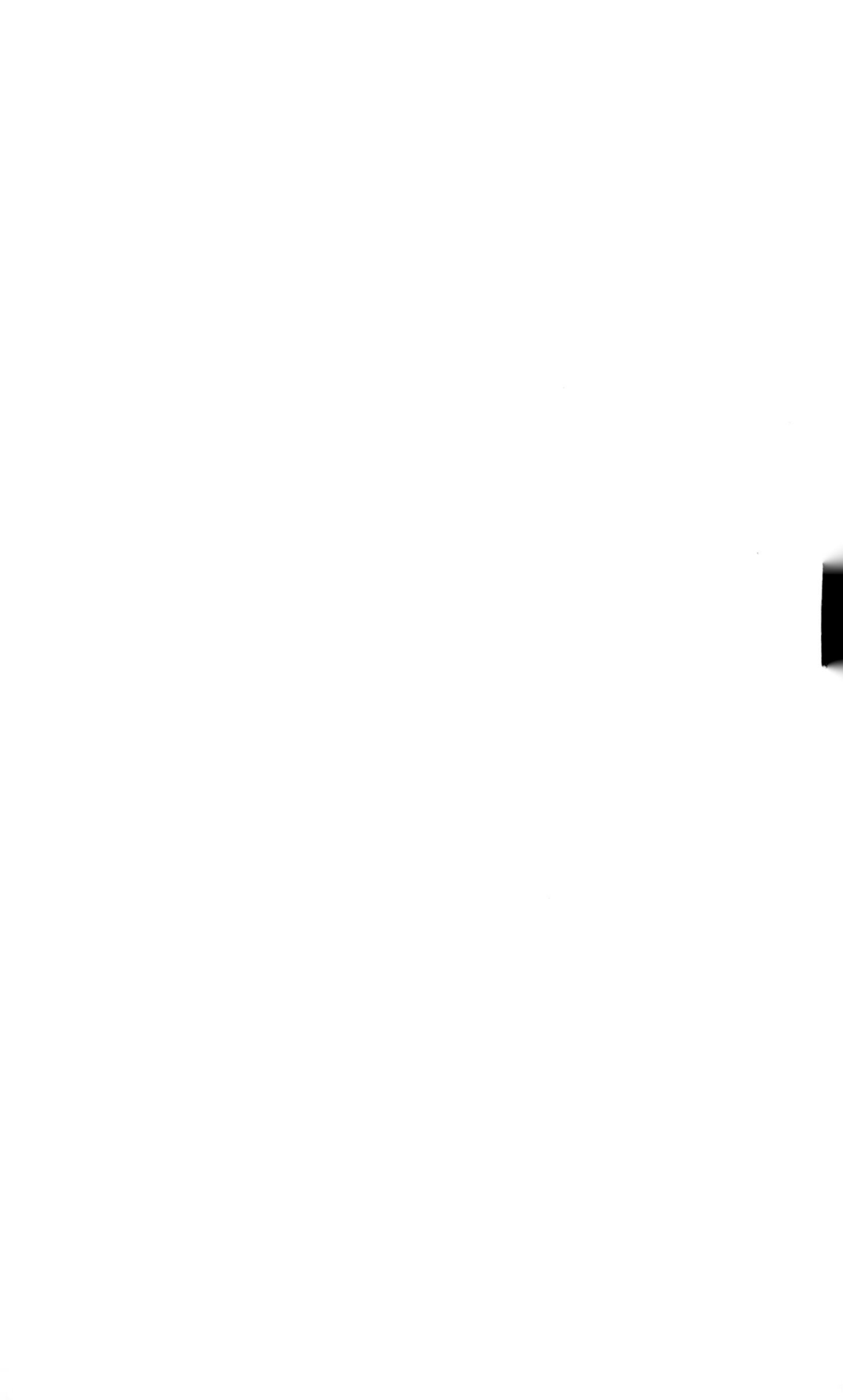

www.ingramcontent.com/pod-product-compliance
Lightning Source LLC
Chambersburg PA
CBHW071408200326
41520CB00014B/3342